DE L'ABUS

DES

ALCOOLIQUES

CONFÉRENCE

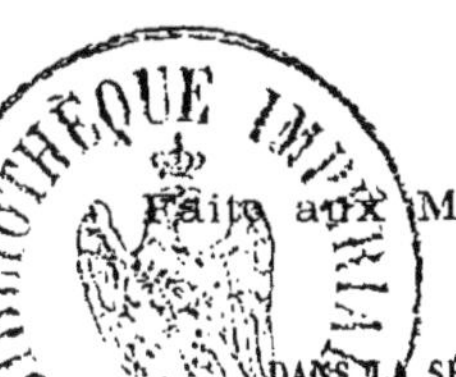

Faite aux Membres de la Société de Secours mutuels **l'Alliance**

DANS LA SÉANCE SÉMESTRIELLE DU 26 JUILLET 1868,

PAR LE Dr E. NICOLLE,

Médecin adjoint à l'Hôtel-Dieu et au Lycée impérial, Médecin de la Société de Secours mutuels l'ALLIANCE, Membre correspondant (lauréat) de la Société de Médecine de Louvain, etc.

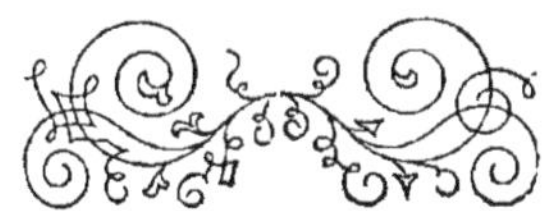

ROUEN,

IMPRIMERIE DE GIROUX ET RENAUX,

Rue de l'Hôpital, 25.

1868

Tc 25
89

« Il faut plus d'argent pour
« nourrir un vice que pour élever
« trois enfants. » (FRANKLIN.)

MESSIEURS,

Nous vivons dans un siècle où l'instruction tend à pénétrer dans toutes les classes de la société : partout des cours publics, des conférences où les *travailleurs* peuvent s'initier gratuitement aux merveilleuses découvertes qui se produisent incessamment dans les sciences et dans les arts ; mais à côté de ces progrès incontestables de la civilisation moderne existe un vice immonde qui, par sa marche envahissante, menace la santé publique et le bien-être moral et physique des peuples : l'*ivrognerie*.

Les habitudes d'intempérance sont presqu'aussi anciennes que le monde ; à *Sparte,* le législateur *Lycurgue* faisait enivrer les *Ilotes ou esclaves* pour inspirer à ses concitoyens le dégoût de l'ivresse. Au dire d'*Aristote, Denys-le-Tyran* se livrait sans réserve à l'ivrognerie. *Alexandre-le-Grand,* qui vainquit tant de peuples, ne savait pas davantage commander à ses passions, car il tua dans une orgie *Clitus*, son ami d'enfance.

Avant de connaître le vin, les Romains étaient sobres et frugaux ; mais quand *Varrus* eut introduit la vigne en *Italie*, ils sacrifièrent largement au culte de *Bacchus*. Aussi, le poète *Lucrèce* et *Senèque* le philosophe ont-ils laissé des descriptions de l'ivresse, que ne répudieraient pas les médecins de notre époque. Le moyen-âge n'échappa pas à ce fléau : l'empereur *Charlemagne* défendit par un édit de provoquer à boire et à trinquer, et *Mahomet*, l'apôtre de l'*Islanisme*, trouva l'abus du vin tellement répandu en *Arabie*, qu'il en proscrivit l'usage à ses sectaires.

La découverte de l'*alcool*, par l'alchimiste *Raymond Lulle*, au treizième siècle, rendit plus fréquent l'abus des liqueurs fermentées. Considéré d'abord comme un poison, puis comme un remède, l'alcool passa bientôt pour un cordial propre à réparer les forces affaiblies, d'où le nom d'*eau-de-vie* donné au mélange de ce liquide avec une certaine quantité d'eau.

L'usage de cette liqueur (l'eau-de-vie) ne tarda pas à se répandre, et, dès 1678, la vente en devint publique en *France*. C'est surtout au commencement du dix-neuvième siècle, que l'usage immodéré des liqueurs fortes se propagea sur tous les points du globe, aussi bien chez les nations civilisées que chez les peuples sauvages ; car, au rapport de *Ruff*, le *tafia* causerait les trois quarts de la mortalité chez les noirs. En *Europe*, la consommation est plus forte dans les pays septentrionaux que dans les régions méridionales.

« Il se fabrique en Suède, d'après les chiffres les plus « modérés, 40 à 50 millions de cannes d'eau-de-vie ou « près de 200 millions de litres ; il est prouvé qu'il ne « s'en exporte qu'une très-faible quantité et que la presque « totalité est consommée dans le pays même ; or, il est « facile d'établir maintenant la répartition : La Suède

« renferme 3 millions d'habitants ; si l'on défalque de ce « nombre les enfants, une grande quantité de femmes et « ceux enfin qui, par raison sociale ou par devoir, se « maintiennent dans les bornes de la modération, on « aura une population de 1,500,000 individus qui con- « somme annuellement 80 à 100 litres d'eau-de-vie, par « personne. » (*Racle, — Alcoolisme.*)

En Russie, la consommation de l'alcool est plus énorme encore. Environ 100,000 personnes succombent annuellement dans ce malheureux pays, par suite de l'empoisonnement par les liqueurs fortes, et rien n'est plus commun que de voir dans les villes et dans les campagnes les paysans russes dans un état d'ivresse abrutissant.

Le goût de l'eau-de-vie et des liqueurs est tellement répandu à *Berlin* que, d'après la statistique de *Casper*, il existerait, dans cette ville, un débit pour quatre habitations.

La passion des boissons alcooliques n'est pas moindre en *France*, et l'on peut constater que chaque année le vice de l'ivrognerie prend une extension plus grande. En 1788, on ne consommait pas 200,000 hectolitres d'alcool ; en 1840, ce chiffre s'élevait à 1 million ; il atteignait 3 millions en 1863. Un Parisien buvait annuellement en 1840 huit litres d'eau-de-vie, il en boit 30 aujourd'hui, et, selon M. Joly, 300,000 habitants de la grande ville se livrent chaque jour aux douceurs du petit verre. C'est surtout dans les villes de fabrique que la consommation des liqueurs enivrantes fait d'inquiétants progrès.

A *Amiens*, dit M. *Jules Simon*, il se débite par jour 80,000 petits verres ; on a calculé que c'était une valeur de 4,000 francs, représentant 3,500 kilogrammes de viande ou 12,121 kilos de pain. A Rouen, il est consommé, selon le même écrivain, dans l'espace d'une année 5 millions de litres d'eau-de-vie.

Il suffira :

1° De jeter un coup d'œil sur le tableau suivant qui présente les quantités d'*alcool*, à 100 0/0 introduites à Rouen, de 1861 à 1867.

1861.......	9,633	hectol.,	44	décal.
1862.......	9,775	—	76	—
1863.......	9,938	—	24	—
1864.......	9,858	—	41	—
1865.......	9,602	—	20	—
1866.......	10,237	—	»	—
1867.......	9,795	—	99	—

2° De faire la part de ce qui entre en fraude ;

3° De constater que beaucoup d'ouvriers de la ville vont s'enivrer dans les débits qui pullulent hors barrières, où ils peuvent consommer d'autant plus de liquide, qu'on peut leur offrir à meilleur compte, vu l'exemption du droit d'entrée, pour ne pas taxer d'exagération les chiffres de l'éminent philanthrope que nous venons de citer.

Les principales boissons fermentées dont on fasse usage, sont le *vin*, la *bière*, le *cidre*, le *poiré*, les *eaux-de-vie*. Toutes ces boissons agissent sur l'organisme par l'*alcool* qu'elles contiennent. La *bière*, le *cidre* et le *poiré* ne peuvent amener d'accidents qu'à condition d'être pris en certaine quantité. Le *vin* entraîne le mêmes inconvénients que l'eau-de-vie, mais à un moindre degré. On donne généralement le nom d'eau-de-vie à des liquides qui renferment de 40 à 55 pour 100 d'alcool ; elles résultent de la distillation du vin et de diverses autres liqueurs fermentées. Les *eaux-de-vie* de vin (Armagnac, Cognac, Montpellier, la Rochelle) sont les plus estimées ; on les connaît dans le commerce sous le nom d'*eaux-de-vie de bon goût.* Les *eaux-de-vie* de betteraves, de grains, de pommes de terre, de fécule, contiennent, quand on ne les a pas rectifiées, de *l'alcool amylique* ou *butyrique,* qui en rendent l'usage très-dangereux pour la santé ; on les appelle dans le commerce *eaux-de-vie de mauvais goût,* et le peuple, qui sait combien les effets en sont redoutables, les désigne dans son langage imagé sous les noms de la *roulante,* la *cruelle,* la *malétra* (1), etc.

On doit rattacher aux eaux-de-vie :

a. Le *rhum* et le *tafia,* produits de la distillation de la mélasse de *canne.*

b. Le *kirsch,* provenant de la distillation du jus fermenté de merises ou cerises noires sur les noyaux (il doit son odeur d'amandes amères à la présence d'une certaine quantité d'acide prussique).

c. L'*arack,* obtenu aux Indes orientales du riz fermenté.

---

(1) Nom entièrement local. — M. Malétra est le propriétaire d'une fabrique d'acide sulfurique.

d. Le *gin* ou *genièvre*, fourni en Angleterre et en Hollande par la distillation de l'eau-de-vie de grains sur les baies de genièvre.

e. Le *Wisky*, résultat de la fermentation de la drèche.

f. La *liqueur d'absinthe*. L'*absinthe* est une eau-de-vie distillée sur des sommités d'*absinthe*, sur le *roseau aromatique*, l'*anis étoilé*, la *racine d'angélique*, etc.; il existe dans l'industrie deux sortes d'absinthe : l'*absinthe commune*, faite avec de l'alcool à 40 pour 100, et l'*absinthe suisse*, avec de l'alcool à 72 pour 100. On consomme quatre litres d'*absinthe suisse* pour un litre de commune Cette liqueur est un toxique des plus violents. « Rien n'égale, dit M. *Marcé* (*Traité pratique des maladies mentales*), les ravages causés par la liqueur d'absinthe, dont l'usage s'est répandu si fatalement dans « l'armée et dans la population civile ; outre les accidents habituels de l'alcoolisme, la liqueur d'absinthe, « qui agit à la fois et par l'alcool et par une huile essentielle spéciale, détermine promptement un état de « stupeur et d'hébétude qui use les facultés intellectuelles et précipite l'arrivée de la démence ; c'est incontestablement le poison le plus énergique qui soit « mis à la disposition des populations. »

Pour démontrer l'influence nuisible des essences, M. Bouchardat fait dans son cours d'hygiène l'expérience suivante : dans deux coupes contenant chacune un litre d'eau, il met des poisons, puis verse dans l'une 6 gouttes d'absinthe, dans l'autre 6 gouttes d'acide prussique pure ; les poisons sont foudroyés plus vite par l'absinthe que par l'acide cyanhidryque.

L'abus des boissons fermentées et surtout de l'eau-de-vie, provoque chez l'homme toute une série d'accidents portant leur action soit sur les fonctions organiques, soit sur les fonctions intellectuelles. L'ensemble de ces désordres a reçu de ***Magnus Huss***, célèbre médecin suédois, le nom d'*alcoolisme*, qui signifie empoisonnement par l'alcool. Nous allons passer en revue tout ce qui se rapporte à l'influence des liqueurs spiritueuses sur l'économie, en évitant toutefois les détails trop exclusivement médicaux.

Le premier phénomène produit par l'ingestion des alcooliques à forte dose, c'est l'ivresse ; elle se manifeste tout d'abord par une excitation générale, le visage devient rouge, vultueux, les yeux brillent d'un éclat inaccoutumé, le pouls s'accélère, on éprouve un sentiment de bien-être, la parole est plus facile, le buveur rendu plus communicatif découvre entièrement son caractère : *in vino véritas*, dit le proverbe. Celui-ci a le vin triste, il pleure et se lamente ; celui-là devient irritable, taquin, violent ; cet autre est expansif, il se trouve heureux d'être au monde, il est pris de tendresse pour ses voisins, il les embrasse, les comble de présents, mais bientôt la vue se trouble, la démarche est incertaine et vacillante, les idées s'embarrassent, les discours sont incohérents, l'individu n'a plus conscience de ses actions, les plus calmes deviennent querelleurs, grossiers, susceptibles de se livrer aux violences les plus blâmables. A une période plus avancée, la face pâlit, le regard est hébété, la langue s'épaissit ; bientôt surviennent des vomissements de l'incontinence des urines et des matières fécales, puis un sommeil léthargique qui se prolonge pendant plusieurs heures ; à ce dernier degré, l'ivrogne n'a pas même conscience de son état, et il est plus dangereux pour lui-même que pour les autres, car il est exposé aux chutes, aux blessures, aux brûlures, etc.

L'ivresse ne suit pas toujours la marche que nous venons de décrire ; elle affecte chez certaines personnes une manifestation plus grave : la *forme convulsive.* En proie à la fureur la plus violente, le malade pousse des cris inarticulés, se roule et s'agite dans les convulsions, plusieurs personnes peuvent à peine le contenir tant ses mouvements sont désordonnés ; ces accès sont parfois d'une assez longue durée et leur terminaison est souvent fatale ; la mort subite peut être la conséquence de l'ivresse (même en dehors de la forme convulsive) ; cette fâcheuse issue reconnaît le plus ordinairement pour cause l'action du froid. Nous avons souvent constaté dans les ignobles garnis du quartier Martainville, ouverts à tous vents, le décès d'individus qui, sortant dans la saison rigoureuse des cabarets voisins, succombaient bientôt sur leur grabat, dans le coma le plus profond.

Il suffit généralement de quelques jours de repos, de quelques soins pour dissiper le malaise occasionné par un accès d'ivresse, et tout serait fini si le malade se corrigeait de sa passion ; mais, c'est un vieux et sage adage que celui qui dit : *Qui a bu boira.* L'ivrogne, rarement guéri par une première leçon, se livre à de nouvelles libations qui l'amènent à cette folie aiguë connue sous le nom de *delirium tremens.* « Le délire ébrieux est inquiet, perplexe ; le malade, poursuivi par des hallucinations prédominantes de la vue, menacé par des assassins, attaqué par des voleurs, est en proie à mille angoisses, il veut fuir, il plie ses hardes, il s'échappe par toutes les issues qu'on n'a pas interdit à son impulsion vagabonde. » (Trousseau.)

A tous ces symptômes d'excitation se joignent des troubles de la mobilité ; le corps est dans une agitation extrême, il y a du tremblement des membres, la parole est incertaine et embarrassée, la figure congestionnée, les yeux brillants ; on est souvent forcé d'attacher le malade sur son lit, afin de l'empêcher de se livrer à des violences dangereuses pour ceux qui l'entourent et pour lui-même ; ces crises de *delirium tremens* sont rarement mortelles (1), après quelques jours d'excitation, la convalescence s'établit.

Quand les excès alcooliques deviennent habituels, il se produit, outre les accidents que nous venons de décrire, une altération profonde dans les principales fonctions de l'organisme (circulation, digestion, innervation); la langue est sèche, parcheminée et revêtue d'un enduit muqueux ; l'appétit se perd, la digestion devient pénible, l'ivrogne rejette le matin un liquide filant (pituite des buveurs) ; le faciès devient pâle, hébété ; le blanc des yeux affecte une coloration jaunâtre, il survient un amaigrissement notable, la vue s'affaiblit, l'alcoolisé est tourmenté nuit et jour par de singulières visions, il voit courir sur son lit des animaux immondes, rats, souris,

---

(1) La forme épileptique de ce délire n'est qu'exceptionnellement curable.

grenouilles, reptiles, etc. La sensibilité de la peau est souvent anéantie, les coups ne sont point sentis ; d'autrefois, au contraire, elle est exagérée, les malades ressentent des douleurs aiguës qu'ils comparent à des brûlures ou à des morsures, etc.; les forces diminuent, les mouvements s'affaiblissent, les doigts laissent échapper les objets qu'ils ont saisi, la parole est remplacée par une sorte de bégaiement, le tremblement des membres donne aux buveurs une démarche vacillante particulière. A ce degré surviennent fréquemment des convulsions épileptiformes, alors se déclarent ces lésions mortelles du foie, du cœur et de l'estomac, si bien décrites par un grand nombre de médecins, parmi lesquels nous devons citer nos savants compatriotes, les docteurs *Leudet, Louis Dumesnil, Georges Pennetier*.

Les troubles de l'intelligence tiennent une place notable dans l'histoire de l'alcoolisme ; les ivrognes de profession fournissent un contingent notable à la statistique des suicides. En 1829, 200 suicides ont eu lieu à Londres par suite des habitudes des boissons spiritueuses. *Casper* rapporte que le quart des habitants de *Berlin* qui ont attenté à leurs propres jours depuis 1812 jusqu'à 1821 étaient des gens adonnés à la boisson. Du dépouillement de 4,495 dossiers de suicides, il est résulté pour M. Renaudin, que 530 individus s'étaient donné la mort par suite d'habitudes d'ivrognerie ; sur ce nombre, 138 étaient aliénés (Lancereaux). Disons cependant, avec *Racle*, que cette tendance se manifeste rarement au moment où le délire existe, que c'est au contraire quand les malheureux reviennent à la raison, qu'ayant conscience de l'abîme qui est devant eux et ne se sentant pas capables de renoncer à leur détestable vice, ils attentent à leurs jours.

L'abus des liqueurs alcooliques est une des causes les plus puissantes de l'aliénation mentale. De 1828 à 1835, on reçut à Charenton 1,557 aliénés ; 134 devaient leur maladie à l'abus des spiritueux. La statistique générale pour 1853 indique que sur 32,876 aliénés traités dans les asiles publics et privés de *France*, 1,502 doivent leur maladie à l'ivrognerie. Dans les grands centres, la proportion des individus qui deviennent aliénés par l'alcoolisme est beaucoup plus considérable que dans les petites villes et dans les campagnes. A Bicêtre (Paris), M. *Marcé* a trouvé, pour une période de 6 ans, 1856 à 1861, 915 alcoolisés sur 4,770 aliénés. Le même auteur a pu constater chaque année une augmentation très-sensible.

1856.....	668 entrés,	91 alcoolisés,	3,62 pour 100.
1867. ...	877 —	200 —	22,80 —

A *Rouen*, les relevés donnent à peu près les mêmes résultats.

Il est entré à l'asile de Quatre-Mares :

En 1865......	59 alcoolisés sur	188 malades.
1866......	73 —	181 —
1867......	63 —	155 —

Les formes d'aliénation revêtues le plus ordinairement par l'alcoolisme sont la *démence* et la *paralysie générale*.

Tous les médecins aliénistes sont d'accord pour admettre que les habitudes alcooliques des parents créent chez les enfants une aptitude spéciale aux affections nerveuses, au rachitisme, aux scrofules, etc. « L'alcoo-« lisme, dit M. Demeaux, n'est pas seulement une mala-« die de l'individu, il est encore une maladie de famille « et projette son influence malfaisante jusque sur la « race ; la passion des boissons alcooliques, la tendance « à l'immoralité, à la dépravation, au cynisme, tel est « en somme le triste héritage que laissent à leurs des-« cendants un nombre malheureusement trop grand « d'individus adonnés aux boissons alcooliques. »

Le docteur *Ruer*, cité par M. *Morel*, fait observer que le nombre des enfants idiots et imbéciles augmentait d'une façon notable dans toutes les contrées où l'ivrognerie était un vice commun au père et à la mère. (1)

Un homme ayant éprouvé à plusieurs reprises des accès d'aliénation mentale dus à des excès alcooliques, se maria deux fois ; avec sa première femme, il a 16 enfants dont 15 sont morts avant un an au milieu de convulsions, le survivant est épileptique. Avec sa seconde femme, il a 8 enfants, sept ont succombé à des convulsions, le survivant est scrofuleux ; il y a eu en outre une fausse couche (*Marcé*).

Guislain a pu constater l'origine de toute une génération d'aliénés composée de différents frères et sœurs, tous issus d'une mère qui avait fait une consommation si considérable de liqueurs fortes que, pendant toute

---

(1) Sur 56 idiots ou imbéciles, *Moreau* a trouvé 12 fois des habitudes d'ivrognerie chez les parents.

une série d'années, elle se trouvait dans un état d'ivresse continuelle ; jamais ni elle, ni son mari, ni leurs ascendants n'avaient été atteints de folie. De tels faits se passent de commentaires.

Le vice de l'ivrognerie conduit non-seulement à la ruine (il faut plus d'argent, a dit Franklin, pour nourrir un vice que pour élever trois enfants), mais encore au déshonneur.

L'homme qui a bu devient querelleur, violent, la contradiction l'irrite, il frappe, et, dans son aveugle fureur, il peut devenir criminel, assassin, etc. Les législateurs de l'antiquité n'admettaient pas que l'ivresse, alors même qu'elle était complète, qu'elle stupéfiait le sens moral, fût une cause d'excuse susceptible d'atténuer les délits ; ce serait, disaient-ils, donner à l'individu la latitude de se placer à son gré et par son fait au-dessus des lois morales et criminelles.

A *Athènes*, les lois de *Draco* punissaient de mort celui qui s'enivrait.

Le pape Innocent III frappait de peines sévères les prêtres convaincus d'ivrognerie, et les déclarait déchus de leurs charges.

Voici le texte d'un édit publié en 1536 par François Ier (article 1er, chapitre 3) :

« Et pour obvier aux oisivetés, blasphèmes, homi-
« cides et autres inconvénients qui arrivent d'ébriété,
« est ordonné que quiconque sera trouvé ivre soit in-
« continent constitué et détenu prisonnier, au pain et à
« l'eau, pour la première fois, et si, secondement il est

« pris, sera, outre ce que devant, battu de verges, au « défaut dans la prison, et la tierce fois, sera fustigé pu- « bliquement, et s'il est incorrigible, sera puni d'ampu- « tation d'oreilles et d'infamie et bannissement de sa per- « sonne ; il est par exprès recommandé aux juges, chacun « en ce qui concerne son territoire et district, d'y regar- « der diligemment, et s'il advient que par ébriété ou « chaleur de vin, lesdits ivrognes commettent aucun « mauvais cas, *ne leur sera pour cette occasion pardon-* « *né*, mais seront punis de la peine due au délit, et da- « vantage pour ladite ébriété à l'arbritrage du juge. »

La législation moderne, sans être aussi draconnienne, n'en est pas moins restée très-rigoureuse pour les délits commis en état d'ivresse ; aussi, chez presque tous les peuples de l'Europe, l'ébriété ne constitue pas une excuse, une atténuation des actes accomplis sous son influence. Les *statuts d'Angleterre* proclament l'entière responsabilité des crimes commis dans l'ivresse. En *France*, les tribunaux considèrent l'ivresse comme un fait volontaire, vicieux, qui ne peut en aucun cas supprimer la culpabilité ni même l'atténuer à un degré quelconque ; aussi, ne saurait-on invoquer en faveur du coupable le bénéfice de l'article 64 du Code pénal, ainsi conçu : *Il n'y a ni crime ni délit lorsque le prévenu était en état de démence au temps de l'action ou lorsqu'il a été contraint par une cause à laquelle il n'a pu résister, etc.*

Le sieur *Courtier* (1), condamné à la peine de mort

(1) Racle, *De l'Alcoolisme*, note 2.

pour homicide volontaire par la Cour d'assises de la *Meuse*, se pourvut en cassation pour violation du droit de défense et de l'article 64 du Code pénal, en ce que la Cour d'assises n'avait pas permis au défenseur de l'accusé de plaider la question d'excuse résultant que, par suite d'une prédisposition fatale à des actes de violence, l'ivresse avait déterminé chez l'accusé un véritable accès de démence, sous l'influence duquel il avait commis le crime qui lui avait été imputé. L'arrêt de mort fut maintenu par arrêt du 1er juin 1843; la Cour de cassation rejeta le pourvoi, « attendu que la Cour d'assises « en interdisant ce mode de défense, allégation de l'ac- « cès de délire causé par l'ivresse, par le motif qu'il ne « s'agissait ni d'une excuse légale ni du cas prévu par « l'article 64 du Code pénal relatif à la démence, n'a fait « que se conformer à la loi et n'a pas porté atteinte à la « liberté de la défense, etc. » (Chambre criminelle, « M. *Ricard*, président; *Humbert*, rapporteur).

Les causes de l'ivrognerie sont nombreuses, c'est surtout dans les classes ouvrières que les boissons enivrantes sont les plus usitées et produisent les plus dangereux effets, les ouvriers s'invitant mutuellement à boire à toute heure de la journée le vin, le café, l'absinthe, etc. L'usage de prendre la goutte le matin (tuer le ver) est très-pernicieux; l'eau-de-vie arrivant dans l'estomac alors que ce viscère est vide d'aliments, y détermine une irritation qui devient souvent l'origine de lésions ultérieures très-graves (inflammation chronique, ulcères, etc.); si encore on se bornait à l'ingestion d'un seul petit verre, mais on prend goût au poison, boire devient un besoin, une nécessité et l'on augmente rapidement la dose. « Monsieur, écrivait au spirituel ***Brillat-Savarin*** un riche marchand d'eau-de-vie de Dantzick, on ne se doute pas en ***France*** de l'importance du commerce que nous faisons de père en fils depuis plus d'un siècle ; j'ai observé avec attention les ouvriers qui viennent chez moi, et quand ils s'abandonnent sans réserve au penchant trop commun chez les Allemands pour les liqueurs fortes, ils arrivent à leur fin tous à peu près de la même manière ; d'abord, ils ne prennent qu'un petit verre d'eau-de-vie le matin et cette quantité leur suffit pendant plusieurs années (au surplus, ce régime est commun à tous les ouvriers, et celui qui ne prendrait pas son petit verre serait honni par tous ses camarades) ; ensuite, ils doublent la dose, c'est-à-dire qu'ils en prennent un petit verre le matin et autant vers midi ; ils restent à ce taux environ 2 ou 3 ans, puis ils en boivent régulièrement le matin à midi et le soir ; bientôt ils en viennent prendre à toute heure et n'en veulent plus que de celle dans laquelle on a fait infuser du girofle ; aussi, lorsqu'ils en sont là, y a-t-il certitude qu'ils ont tout au plus 6 mois à vivre ; ils se dessèchent, la fièvre les prend, ils entrent à l'hôpital et on ne les revoit plus. »

Les chagrins, la misère, l'amour contrarié poussent certains esprits faibles à chercher dans l'ivresse l'oubli de leurs maux. L'action de l'alcool se surajoute aux conditions morales fâcheuses et précipite le dénoûment fatal.

Certaines professions qui exigent un déploiement considérable de forces (ouvriers du port, forgerons) prédisposent à l'abus des liqueurs fortes ; on croit trouver une nouvelle vigueur en s'adressant aux alcooliques, mais l'action stimulante n'est que momentanée et laisse après elle une dépression d'autant plus grande qu'on recourt plus souvent à ces excitants. L'oisiveté des jours de repos, l'habitude de se réunir dans les cabarets les jours de fête, le métier de marchand de vins, d'aubergiste, l'agglomération d'un nombre considérable d'ouvriers dans les grands centres manufacturiers où le mauvais exemple devient bientôt contagieux, ont une influence puissante sur la production de l'ivrognerie et de ses tristes conséquences. Malheur à celui qui n'a pas la fermeté de résister à l'entraînement fatal ! il arrive bientôt à l'oubli de ses devoirs et à l'abjection la plus profonde. M. *Jules Simon*, que nous avons eu déjà l'occasion de citer dans le cours de cette conférence, a tracé dans un de ses ouvrages, l'*Ouvrière*, un tableau saisissant de la misère qu'entraînent à leur suite les habitudes d'intempérance.

« Les habitudes d'ivrognerie sont telles dans plusieurs « villes de fabriques, dit l'éminent philanthrope, et elles « entraînent à leur suite une telle misère que l'ouvrier « est absolument incapable de songer à l'avenir. Le jour « de paie, on lui donne en bloc l'argent de sa semaine « ou de sa quinzaine ; il n'attend même pas le lendemain « si c'est un samedi, il se jette le soir dans les cabarets « il y reste le dimanche, quelquefois encore le lundi ; « bientôt il ne reste plus que les deux tiers ou même « la moitié de ce salaire si péniblement gagné ; il « faudra manger, pourtant ; que deviendra la femme,

« pendant la quinzaine suivante?... Elle est là à la porte, « toute pâle et gémissante, songeant aux enfants qui ont « faim. Sur le soir, on voit stationner devant les caba- « rets des troupeaux de ces malheureuses qui essayent « de saisir leur mari si elles peuvent l'entrevoir, ou qui « attendent l'ivrogne pour le soutenir quand le cabare- « tier le chassera ou qu'un invincible besoin de sommeil « le ramènera chez lui. A Saint-Quentin, plusieurs de ces « détaillants ont été pris pour ces femmes d'une étrange « pitié ; elles endurent le froid et la pluie pendant des « heures, ils ont fait construire une sorte de hangar de- « vant la maison, ils ont même mis des bancs ; la alles « où les femmes viennent pleurer fait désormais partie « de leurs bouges. »

Ce n'est qu'exceptionnellement qu'on observe chez les femmes une tendance à l'abus des spiritueux. Disons cependant que, sous ce rapport, notre cité n'est pas privilégiée, car M. le docteur Leudet, en comparant la fréquence des accidents dus aux alcooliques dans les deux sexes à Rouen, a trouvé que presque le quart s'observait chez les femmes, proportion bien supérieure à ce qui se voit dans les autres villes; cette funeste habitude se rencontre surtout chez celles de la classe la plus abjecte de la société, où elle devient un nouveau danger ajouté à tant d'autres, pour la partie de la population qui la fréquente. (G. Pennetier.)

Vous voyez, messieurs, quels maux incalculables engendre l'ivrognerie : elle peuple les hôpitaux de malades incurables; elle prive chaque année de leur raison des milliers d'individus ; on lui doit l'accroissement considérable des suicides, des délits et des crimes ; elle tend enfin à démoraliser et à détériorer l'espèce.

En face de résultats aussi désastreux, les amis de l'humanité se sont émus et ont cherché à apporter une digue à ce torrent dévastateur ; c'est dans ce but que se sont formés en *Angleterre* et aux *Etats-Unis* les Sociétés de tempérance. Le but de ces associations est de chercher à déraciner l'usage des alcooliques et surtout de l'eau-de-vie, par l'exemple que donnent les membres de ces compagnies et leurs familles. Il faut, pour en faire partie, s'engager à s'abtenir de toutes liqueurs fortes. Pour juger des progrès obtenus par ces sociétés, on peut lire le 8me rapport de la Société de tempérance américaine, 1835, on y trouvera ce qui suit :

« Deux millions de personnes ont cessé tout usage des liqueurs fortes ; plus de 8,000 sociétés de tempérance comptent 1,500,000 membres ; 4,000 distilleries au moins ont été fermées, et plus de 8,000 marchands ont quitté le commerce des spiritueux ; plus de 12,000 capitaines de vaisseau n'en prennent plus à bord, et plus de 12,000 individus naguère encore plongés dans l'ivrognerie ne boivent plus aujourd'hui de liqueurs enivrantes. »

Il ne s'est pas encore formé en *France* de pareilles associations ; la faute en est probablement dans la trop grande sévérité des règlements qui suppriment d'une manière radicale l'emploi de toute boisson fermentée. Il en est des liqueurs alcooliques comme de tous les plaisirs de la vie, il y a loin de l'usage à l'abus ; du reste, comme le dit très-spirituellement le professeur Bouchardat, il sera toujours difficile de mettre au régime de l'eau la nation qui produit le meilleur vin du monde.

En Suède et en Russie, on a cru trouver un remède à l'ivrognerie en sequestrant les buveurs et en empreignant tous leurs aliments avec l'huile infecte qui se trouve dans l'alcool de grains ; au bout de quelques jours, le malade ressent un dégoût profond pour tout ce qui lui rappelle l'odeur de l'eau-de-vie de grains ; on lui donne alors la liberté. Nous ne croyons pas à l'efficacité d'un pareil moyen, qu'on ne pourrait du reste employer dans un pays libre. Nous pensons que les moyens les plus capables de réprimer les progrès envahissants de l'alcoolisme seraient de frapper les liqueurs fortes d'un impôt considérable, par contre de dégrever les boissons usuelles, de punir sévèrement l'ivresse, dès le moment qu'elle trouble l'ordre et donne lieu à un scandale public (1) ; de restreindre le nombre toujours croissant des cafés et des débits (dans une petite commune des environs de Rouen, Amfreville-la-Mivoie, qui compte à peine 1,300 habitants, il existe 21 cabarets) ; de travailler au perfectionnement moral et intellectuel des masses en répandant l'instruction à pleines mains parmi le peuple ; enfin, de favoriser le développement des sociétés de secours mutuels entre ouvriers ; ces associations sont appelées, nous en sommes intimement convaincus, à devenir les véritables sociétés de tempérance de la France, car celui-là qui consent à prélever un impôt volontaire

(1) D'après le Code Prussien, celui qui, par jeu, ivrognerie, etc., se met hors d'état de subvenir à ses besoins et à ceux de sa famille, est condamné à l'emprisonnement.

sur son salaire quotitien pour parer aux éventualités de la maladie et de la vieillesse ne sera jamais un ivrogne ; aussi, ne saurais-je trop vous répéter avec notre honorable président de faire une active propagande, car chaque nouvelle recrue que vous nous amènerez, sera une victime d'arrachée aux orgies du cabaret.

Permettez-moi, messieurs, de vous remercier en terminant de la bienveillante attention avec laquelle vous m'avez écouté, trop heureux si, malgré les nombreuses défectuosités de ma dissertation, j'ai pu vous éclairer sur quelques-uns des dangers des liqueurs enivrantes.

BIBLIOTHÈQUE IMPÉRIALE IMPR.

D. E. **NICOLLE.**

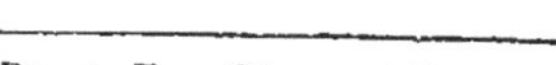

Rouen, Typ. Giroux et Renaux.

www.ingramcontent.com/pod-product-compliance
Ingram Content Group UK Ltd.
Pitfield, Milton Keynes, MK11 3LW, UK
UKHW020547230726
13925UKWH00006B/2434